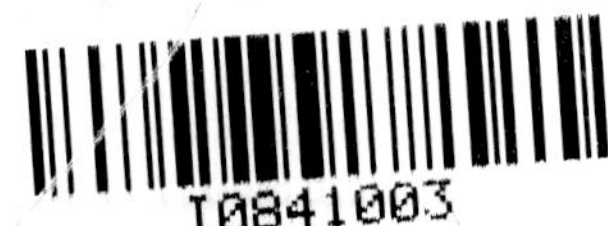
I0841003

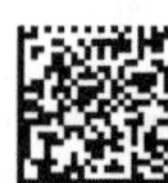
www.ingramcontent.com/pod-product-compliance
Lightning Source LLC
Chambersburg PA
CBHW061819250726
48657CB00001B/490

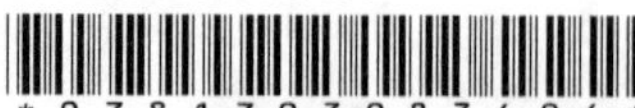